Cuisiner vos repas

The Ultimate Guide pour débutants rapide et facile

perte de poids repas préparation de Recettes -

alimentation propre et saine pour brûler les graisses

livre de recettes + 50 recettes simples pour une perte de

poids rapide !

Par Louise Jiannes

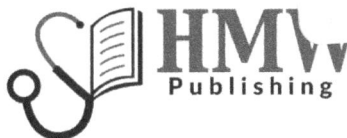

I0135296

HMW Publishing

Pour plus de livres visiter :

HMWPublishing.com

Télécharger un autre livre gratuitement

Je tiens à vous remercier d'avoir acheté ce livre et vous offre un autre livre (tout aussi long et précieux que ce livre), « Erreurs de santé et de remise en forme que vous ne savez que vous faites », totalement gratuit.

Visitez le lien ci-dessous pour vous inscrire et recevoir :

www.hmwpublishing.com/gift

Dans ce livre, je dénonce les erreurs de santé et de remise en forme les plus courantes, celles que vous commettez probablement en ce moment, et je vais vous révéler comment facilement obtenir la meilleure forme de votre vie !

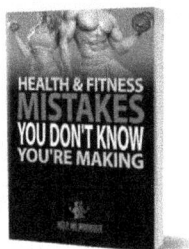

En plus de ce cadeau, vous aurez aussi l'occasion d'obtenir nos nouveaux livres gratuitement, obtenir des cadeaux, et recevoir des e-mails d'autres auteurs aussi précieux que moi. Encore une fois, visitez le lien pour vous inscrire : **www.hmwpublishing.com/gift**

Table des matières

7

Introduction

Je tiens à vous remercier et vous féliciter d'avoir choisi «Cuisiner vos repas». Chaque jour, les gens cherchent des solutions pour manger sainement. Ce n'est jamais une tâche facile de planifier des repas qui soient non seulement savoureux, mais bon pour la santé aussi. Cependant, beaucoup de gens sont tellement occupés par leur travail ou à prendre soin de leurs enfants, qu'il leur devient difficile de préparer des repas sains et nutritifs pour eux-mêmes et leur famille. La plupart du temps, ils finissent par acheter des repas de restauration rapide.

Tout le monde n'a pas toujours le temps et le budget pour préparer des repas appétissants en un tournemain. D'autres ne savent pas comment faire des repas à l'avance parce qu'ils ont du mal à s'organiser. Mais rappelez-vous, une alimentation saine a beaucoup d'avantages, pour vous mais pour votre famille aussi.

Ne vous inquiétez plus : vous avez maintenant la clé pour faire des repas sains à l'avance ! Ceci est un grand livre qui vous aidera à vous lancer dans la préparation des repas nutritifs pour toute la famille même si vous travaillez. Dans ce livre, vous apprendrez les bases de la nourriture, comment apprêter les différents aliments que vous pouvez utiliser pour des repas très variés et, plus important encore, vous apprendrez à les préparer selon le droit chemin nutritif !

Préparer son repas fait gagner du temps, de l'argent en étant plus sain. Mis à part cela, c'est une forme d'habitude que vous pouvez inclure dans votre vie quotidienne. Il n'y a pas de bonne ou mauvaise façon podeur préparer vos repas, l'important est d'accumuler les connaissances et d'en faire usage. Les possibilités et les avantages en valent vraiment la peine. Commencez à lire et commencer à apprêter vos repas ! Apprentissage et préparation du plaisir ! Merci encore d'avoir acheté ce livre, qui, je l'espère, vous plaira !

Aussi, avant de commencer, je vous recommande **de vous inscrire à notre bulletin électronique** pour recevoir des mises à jour sur les nouvelles versions de livres ou les promotions à venir. Vous pouvez vous inscrire gratuitement, et en prime, vous recevrez un cadeau gratuit. Notre livre « Erreurs Santé et remise en forme vous ne connaissez pas vous faites »! Ce livre a été écrit pour démystifier, exposer ce qu'il faut faire et ne pas faire et enfin vous fournir les informations dont vous avez besoin pour obtenir la meilleure forme de votre vie. En raison de la quantité énorme de désinformation et de mensonges proférés par les magazines et les « gourous » autoproclamés, il devient de plus en plus difficile d'obtenir des informations fiables pour rester en forme. Évitez de passer par des dizaines de sources biaisées, peu fiables et tendancieuses pour obtenir vos informations de santé et de remise en forme.

Encore une fois, pour s'inscrire à notre bulletin électronique gratuit et recevoir une copie gratuite de ce livre précieux, s'il vous plaît visitez maintenant le lien et inscription : **www.hmwpublishing.com/gift**

Chapitre 1: la préparation des repas

Quand il s'agit de manger des aliments sains, la préparation est toujours la meilleure clé du succès. Une étude suggère même que passer du temps à cuisiner et à préparer ses repas est directement lié au fait d'avoir de meilleures habitudes alimentaires. Cuisiner ou préparer des repas est en train de devenir un engouement populaire dans le monde entier. C'est un courant principal, et plus de gens font maintenant ce genre de préparation des aliments. Les gens engagés dans des régimes spéciaux tels que Weight Watchers ou Paleo apprécient les avantages de cuisiner parce qu'il peut leur être très difficile de préparer leurs plats surtout quand ils suivent un régime strict.

La préparation des repas peut être différente d'une personne à l'autre. Il est donc essentiel que vous trouviez le calendrier qui va bien marcher pour vous et le type d'aliments vous aimez. Mais d'abord, permettez-moi de vous montrer comment cuisiner va changer votre vie :

- **Gain de temps :** le principal avantage de cuisiner est de gagner du temps. Cela vous permet de manger sainement pendant la semaine sans les tracas de préparer pendant de longues heures. Il est difficile de regarder sans cesse votre réfrigérateur sans savoir quoi donner à manger à votre famille. Une préparation efficace peut rapidement vous aider à cuisiner les repas en un tournemain, de plus elle réduira le temps que vous passerez au supermarché juste pour acheter votre repas du jour.

- **Économies :** certaines personnes pensent que pour manger sainement, il faut dépenser une

14

somme considérable d'argent. Préparer vos repas va prouver qu'ils ont tort ! Au contraire, préparer vos repas vous aidera à économiser un peu d'argent parce que vous serez en mesure d'acheter des articles en gros et vous permettra de bien utiliser votre congélateur, de pas avoir peur d'acheter des herbes fraîches ou des quantités importantes de poulet. Il existe des moyens de les stocker pour une utilisation future.

- **Vous permet de faire des choix alimentaires sains :** travailler ne vous laisse pas trop de temps pour préparer des repas à la maison, c'est pourquoi la plupart du temps vous optez pour les repas de restauration rapide. Le bon point de la préparation des repas est que vous n'avez plus à manger des repas de restauration rapide tous les jours. Vous n'avez pas besoin de compter sur eux comme une alternative de dernière minute.

- **Le shopping est plus facile :** cela vous aide à vous organiser et à avoir une liste de courses. Faire une liste vous permettra d'éviter d'acheter des aliments transformés et des produits sucrés dont vous n'avez pas besoin.

- **Apprendre à bien se nourrir :** si vous suivez un régime alimentaire strict ou simplement désirez vivre une vie saine, le contrôle des portions est également nécessaire pour réussir votre voyage. Puisque vous préparez vos repas à l'avance, vous pouvez savoir combien il y a de calories dans la nourriture que vous consommez. Cela vous donnera également un aperçu des aliments sont particulièrement bons pour votre santé.

- **Ajouter de la variété à votre repas :** il peut sembler assez difficile de préparer un repas. Les statistiques montrent que les personnes qui ne planifient pas leur repas ont plus tendance à toujours manger la même nourriture. Préparer vos repas, d'autre part, vous permet d'avoir une grande variété dans votre cuisine.

Ce ne sont que quelques-uns des avantages que vous connaitrez une fois que vous commencez à apprêter à l'avance vos repas. La beauté de la chose est qu'il n'y a pas de limites et pas de règles strictes. Vous avez la liberté d'être créatif et d'essayer différents repas pour votre famille. La chose importante est de réserver un peu de temps chaque semaine pour ce faire. Une fois que vous serez familiarisé avec le système qui fonctionne bien pour vous, ce sera un jeu d'enfant.

Chapitre 2 : mise en route

Si vous êtes nouveau à ce genre de méthode, voici quelques-unes des principes de base que vous devez connaître pour planifier et préparer vos repas.

L'évaluation de vos habitudes alimentaires

Vous et les habitudes alimentaires de votre famille peuvent changer chaque semaine. Tout dépendra de votre horaire de travail, des activités scolaires, des voyages, des engagements ou d'un autre calendrier que vous avez peut-être pour la semaine. Tenez compte de ces scénarios lors d'un plan :

• Combien de repas faites-vous dans une journée ? Évaluer le calendrier que vous et votre famille avez. Avoir une idée approximative pour chacun et

19

de l'horaire de chacun afin de savoir combien de repas que vous devez préparer pour toute la semaine.

- Le temps de préparation des repas : si vous pensez avoir un horaire chargé dans la semaine à venir, pensez à choisir des recettes faciles à faire ou peuvent être faites pendant que vous travaillez, comme des recettes de mijoteuse.

- Humeur : les fringales, les changements de saison peuvent affecter de manière significative votre préparation de repas. Il peut y avoir des moments où les ingrédients pour le plat que vous voulez préparer ne sont pas disponibles, car il est hors saison ou absent. Les conditions météorologiques comme l'hiver ou un temps de pluie exigent une nourriture chaude et épicée, donc essayez d'être prêt pour ce genre de situation aussi.

- Budget : penser aux produits qui sont en promotion et de saison. Parfois, ce qui est hors saison peut être un peu cher. Donc, assurez-vous que vous avez un budget suffisant pour mener à bien vos préparations.

- Un plan en les écrivant avec un stylo et du papier ou une application. Notez les repas prévus, et pour combien de convives. Assurez-vous que vous incluez aussi ce que vous pouvez faire avec les restes.

Choisir vos ingrédients

Voici quelques conseils que vous pouvez utiliser pour choisir des ingrédients frais pour des repas quotidiens sains et nutritifs:

- *Recherchez des produits locaux :* en fonction de votre situation géographique, il est préférable de connaître la nourriture locale disponible sur votre marché. De cette façon, vous serez en mesure de planifier les repas que vous allez préparer, et vous êtes déjà familier avec des ingrédients qui sont en saison dans votre région.

- *Viande :* Tout comme avec le poisson, vous devez chercher une viande rouge vif. Évitez la viande qui a déjà une couleur rouge brunâtre. Cela signifie qu'elle n'est plus fraîche. Assurez-vous aussi de sentir votre viande. Si elle sent mauvais, il y a des chances qu'elle soit déjà là depuis assez longtemps — ne l'achetez pas.

- *Poulet :* Le poulet frais devrait être rose. Ne pas acheter du poulet déjà grisâtre et qui pleure. Comme la viande et le poisson, il est essentiel qu'il n'ait pas une odeur bizarre. Donc, assurez-vous toujours les sentir d'abord. Pour le poulet congelé, vérifier s'il y a trop de sang, car l'emballage peut parfois être mal gérés. Cela augmente le risque de contaminations bactériennes, car il pourrait avoir été décongelé, puis gelé deux ou trois fois.

Juste une règle de base dans le choix de fruits et légumes frais, assurez-vous qu'ils n'ont pas de vers, de trous, de taches brunes ou la peau ridée. La plupart des fruits et légumes frais ont des couleurs vives, franches. Vous pouvez les différencier de ceux qui sont vieux et pourris.

Utiliser vos herbes et épices

Notre nourriture est toujours meilleure quand elle

n'est pas sous assaisonnée. Cependant, vous profiterez beaucoup plus si vous savez comment utiliser des herbes et des épices. Assurez-vous de la saison pour vos repas préparés et y ajouter plus de saveur !

- Les herbes et les épices sont utilisés pour améliorer les saveurs de nos plats et pas pour les cacher ou les déguiser. Soyez sélectif dans l'utilisation de vos herbes et la combinaison d'épices. Ne pas utiliser trop de combinaisons qui risquerait de se contredire ou de changer le goût de votre plat.

- Pour une diffusion immédiate de saveur, écraser des herbes, comme l'origan, le thym, le basilic, dans la paume de votre main avant de l'utiliser sur votre plat. Cela réveille les saveurs instantanément.

- Les herbes séchées sont mieux utilisées combinées avec de l'huile ou de l'eau, car l'infusion sera beaucoup plus rapide. Les herbes fraîches, d'autre part, fournissent saveur, gras à votre plat. Ceci est également idéal pour la décoration.

Compiler vos recettes

Puisque vous êtes déjà mis à apprêter vos repas, il est temps de jeter un œil à différentes recettes que vous préparez. Recherchez des recettes nutritives, saines et votre famille appréciera certainement. Créer une liste principale où vous pouvez trouver rapidement la recette que vous préparerez. Chaque fois que vous essayez un plat, assurez-vous de l'ajouter à votre liste de recettes.

Soyez créatif et aventureux. Cherchez de nouvelles

recettes qui valent la peine d'être essayées et notées. Assurez-vous de mentionner les éléments nutritifs afin que d'être en mesure de trouver les nutriments dont vous avez besoin, surtout si vous suivez un régime alimentaire spécifique. Jetez un œil à ses ingrédients essentiels à votre préparation des repas. Ils contribueront de manière significative, surtout si vous devez nourrir toute votre famille. Ne pas oublier de planifier ce que vous allez faire avec les restes.

Une autre bonne chose au sujet de la préparation de repas est l'utilisation d'ingrédients. Vous pouvez choisir des recettes qui utilisent les mêmes ingrédients pour minimiser la quantité que vous avez besoin d'acheter.

Chapitre 3 : hacks et idées

Pour vous donner plus d'idées et des conseils avant de commencer votre préparation des repas, voici quelques excellents hacks que vous pouvez essayer sans avoir à vous pousser trop fort !

Faites la cuisine une fois par semaine

Trouvez un jour où vous pouvez prendre un certain temps pour faire des courses. Ce serait bien de faire en gros, de sorte que vous n'avez pas besoin de revenir au supermarché juste pour ramasser quelque chose. Cela peut sembler une perte de temps, mais cela vous permettra d'économiser beaucoup de temps à l'avenir.

Alors, prenez une journée ou même une demie journée - simplement pour acheter les choses dont vous avez besoin pour la cuisine, puis hachez les légumes et la viande et préparez-vous à cuisiner. L'avantage est que vous avez seulement besoin de couper une fois par semaine, de préchauffer le four une fois, et que tout soit prêt. S'il vous faut environ 10 minutes pour couper tout ce dont vous avez besoin pour un repas, il ne vous en faudra qu'environ 40 pour traiter ceux dont vous avez besoin pour 5 repas, alors pourquoi ne pas tout faire aujourd'hui et juste les garder au congélateur où ils resteront frais pendant au moins une semaine.

Non seulement c'est un gain de temps, mais cela économise l'électricité, si bien que vous pourriez aussi bien envisager de vous engager à la cuisiner un lot de nourriture une fois par semaine.

Rester simple

Pas besoin de faire de plats superchics, genre restaurant 5 étoiles. Restez dans votre zone de confort et de détente. La cuisine est destinée à être appréciée, pas à rendre votre vie plus compliquée qu'elle ne l'est déjà. Il suffit de rester pratique et de trouver des recettes qui vous parlent et que vous aurez plaisir à faire.

Après tout, vous essayez de vous simplifier la vie en planifiant et en préparant votre repas à l'avance, alors pourquoi compliquer tout en faisant des choses qui sont bien au-delà de votre portée ? Gardez les pieds sur terre.

Remplissez le congélateur

Prenez les sacs de congélation que vous avez ou peut-être quelques Tupperware sur lesquels vous pouvez écrire. Conservez votre nourriture dans votre réfrigérateur pour les empêcher de rancir et pensez à garder votre réfrigérateur plein afin d'être prêt quand vous n'avez pas faim ou pour les invités surprise qui pourraient venir chez vous.

Mettez la mijoteuse en service

Peut-être précipitez-vous les choses parce que vous voulez toujours aller quelque part. Mais gardez à l'esprit que la cuisine n'est pas une chose à faire dans la précipitation, mais qu'il faut savourer et aimer. Alors, pourquoi ne pas mettre cette mijoteuse en service et faire cuire une partie de la nourriture que vous souhaitez voir juteuse, tendre et délicieuse ?

Les mijoteuses vous donnent des plats justes de goût, plein de saveurs et de nutriments. La plupart des aliments peuvent même cuire plus de 8 heures afin que vous puissiez aller travailler et laisser votre mijoteuse terminer la cuisson toute seule.

Mélanger et assortir

Soyez créatif avec la nourriture, si vous semblez manquer de quelque chose, il suffit de trouver quelque chose d'autre pour le remplacer. Échanger vos ingrédients est quelque chose qu'un chef novateur essayerait. Pensez aux combinaisons infinies de nourriture que vous pouvez créer de cette façon.

Gardez votre réfrigérateur organisé

Vous savez exactement rn quoi votre réfrigérateur est vital pour vous, vous devez faire de votre mieux pour prendre soin de lui. Ranger votre réfrigérateur et placez-le de la manière qui serait la plus pratique pour vous. Faites agréable aux yeux et essayez d'organiser pour savoir exactement où tout se trouve.

Ce ne sont que quelques-unes des astuces que vous pouvez essayer, mais ne soyez pas liés par elles. En plus de votre voyage à travers la préparation des repas, vous allez découvrir d'autres astuces et peut-être même créer certaines de vos propres recettes. Les possibilités peuvent être infinies, et il vous suffit de tenter de réaliser les choses que vous voulez ; alors bonne chance dans la préparation de vos repas !

Chapitre 4 : recettes

Alors, maintenant que vous êtes tous ensemble avec votre Préparation des repas, voici quelques recettes que vous pouvez essayer. Du petit déjeuner aux collations - il y a quelque chose pour vous ! Enfilez vos tabliers et Prêts ? Cuisinez !

Les flocons d'avoine en bocal

Ingrédients

- Fruit de votre choix (utilisé lyophilisé pour sa douceur naturelle, myrtilles sèchées, pommes séchées, etc.)

- Le lait (noix de coco, noix de cajou ou du lait d'amande non sucré)

- Avoine à l'ancienne ou moulue à sec

Instructions

1. Pour les préparer, utiliser des bocaux en verre de ½ litre. Placer environ ½ tasse d'avoine sèche au fond du pot. Ajouter votre choix de combinaison de fruits puis sceller hermétiquement. Garder dans votre garde-manger prêt à consommer. Se conserve environ 10 jours.

2. Pour consommer : versez une tasse d'eau bouillante ou du lait. Laisser reposer pendant environ 10 à 20 minutes. Prenez une cuillère et régalez-vous !

Poulet au four et patate douce

Ingrédients

- 6 gousses d'ail coupé en dés

- 2 cuillerées à soupe d'huile d'olive

- 1 patate douce, coupée à un pouce d'épaisseur

- 1 ½ oignon coupé en dés

- 2 tasses de carottes coupées à un pouce d'épaisseur

- 1 livre de blanc de poulet, coupé à un pouce d'épaisseur

- 1 livre de brocoli

- 1 cuillère à café de romarin

- ½ tasse de Parmesan

Instructions

1. Préchauffer votre four à 190°.

2. En utilisant une grande casserole allant au four, mélanger tous les ingrédients sauf le fromage et le brocoli cuit à la vapeur. Assaisonner avec poivre et sel puis cuire au four pendant environ 30-40 minutes ou jusqu'à ce que le poulet soit bien cuit et les légumes sont aussi dotendresux.

3. Retirer du four puis ajouter le brocoli et le parmesan. Placer dans différents contenants individuels et stocker jusqu'à consommation.

Congélateur Sandwiches Préparation à l'avance

Ingrédients

- 6 morceaux de gros œufs

- 6 morceaux de muffins anglais

- 6 tranches de cheddar

- 18 morceaux de jambon, en petites tranches

Instructions

1. Préchauffer votre four à environ 190°.

2. Huiler une grande tranche de pain et glisser chaque œuf dans la fente. Percer doucement le jaune d'œuf et ajouter le poivre et le sel. Cuire au four pendant environ 10 à 15 minutes.

3. Préparer le sandwich en superposant d'abord le fromage, puis environ 3 tranches de jambon.

Garnir avec l'œuf cuit au four puis fermez le sandwich.

4. Enroulez d'une pellicule de film puis congeler jusqu'à consommation.

5. Pour manger, retirer le film puis passer micro-ondes pendant environ une minute à une puissance. Puis retourner pendant une minute.

Salade rapide aux pommes, aux amandes et aux canneberges

Ingrédients

- 2 blancs de poulet

- 4 branches de céleri haché

- 2 pommes coupées

- poivre et sel d'ail pour l'assaisonnement

- ½ tasse d'amandes, en tranches

- 1/3 tasse de canneberges, séchées

- 6 à 8 tasses de salade verte

- 2 oignons verts hachés

- Pour la vinaigrette

- 150 g de yaourt grec, nature

- 1 cuillère à soupe de miel

- 1 cuillère à soupe d'échalotes, hachées

- 2 cuillerées à soupe de vinaigre de cidre

- ½ cuillère à thé de graines de pavot

- Poivre et sel

Instructions

1. Pour préparer la vinaigrette, ajouter tous les ingrédients et bien mélanger. Ajuster le goût si nécessaire. verser 2 à 3 cuillères à soupe d'assaisonnement dans 4 bocaux. Mettre de côté.

2. Pendant ce temps, assaisonner le poulet de sel, de poivre et d'ail, puis sauter sur une poêle anti-adhésive jusqu'à ce qu'il soit bien cuit. Laisser refroidir puis couper en morceaux.

3. Répartir les ingrédients entre les bocaux dans cet ordre : le céleri au-dessus de la vinaigrette, puis les

pommes, le poulet, les amandes, les canneberges puis les oignons verts et la salade tout en haut.

4. Visser fermement puis ranger dans le réfrigérateur jusqu'au moment de la consommation. Se conserve environ 3 jours.

Tofu et salade de courgette

Ingrédients

- 2 courgettes, râpées

- 1 tasse de carottes coupées en dés

- 1 bloc de tofu cuit, en cubes

- ½ tasse de cerises dénoyautées

- ½ cuiller d'oignon, coupé en dés

Pour la sauce

- 1 cuillère à soupe de tamarin

- 1 ½ cuiller à café d'ail

- 2 cuillères à soupe de vin de riz

- 1 cuillère à café de gingembre

- 1 cuillère à soupe d'huile de sésame

- 1 cuillère à soupe de beurre d'arachide

Instructions

1. Drainer l'excès d'eau des courgettes râpées.

2. Mélanger les carottes, les oignons et les cerises dans un bol. Pendant ce temps faire cuire le tofu à votre goût.

3. Placer les courgettes râpées dans le bol avec le mélange. Ajouter le tofu cuit.

4. Utiliser un pot, y mettre tous les ingrédients de la vinaigrette. Bien mélanger. Placer le mélange de légumes sur le dessus, puis bien mélanger avant de servir.

Poulet aux légumes

Ingrédients

- 3 morceaux de blancs de poulet, coupés à un pouce d'épaisseur

- 1 oignon rouge haché

- 2 poivrons hachés

- 2 courgettes hachées

- 2 tasses de bouquets de brocoli

- 2 gousses d'ail haché

- ½ cuiller à thé de poivre

- 1 cuillère à café de sel

- ½ cuiller à thé de piment rouge

- 2 cuillerées à soupe d'huile d'olive ou d'avocat

- 1 cuillère à soupe de vinaigrette italienne

- 2 à 3 tasses de riz brun, cuit

Instructions

1. Préchauffer votre four à 230 degrés, tapisser la plaque de cuisson de papier sulfurisé.

2. Mettre les légumes et le poulet puis assaisonner uniformément avec toutes les épices. Arroser d'huile puis remuer légèrement.

3. Cuire au four pendant environ 15 à 20 minutes ou jusqu'à ce que les légumes et le poulet soient cuits.

4. Placer environ une demi-tasse de riz dans des récipients, répartir ensuite le mélange de poulet et légumes de façon uniforme au-dessus du riz. Garder au réfrigérateur, couvert jusqu'à servir. Se conserve environ 5 jours.

Quinoa frittata

Ingrédients

- ¼ tasse de quinoa, sec

- 4 œufs

- ½ tasse d'eau

- 1 tasse de cottage cheese

- ¾ tasse de jambon coupé en dés

- 1 ½ tasse de cheddar, déchiqueté

- 1 paquet d'épinards congelés hachés

Instructions

1. Faire cuire le quinoa dans l'eau bouillante à couvert. Baisser le feu et laisser mijoter pendant environ 10 minutes. Retirer du feu puis aérer à l'aide d'une fourchette puis laisser refroidir.

2. Pendant ce temps, préchauffer votre four à environ 190°. Vaporiser un plat à tarte rond avec un jet anti-adhésif.

3. Ajouter les œufs battus avec le reste des ingrédients sur le plat à tarte. Cuire au four pendant environ 50 minutes ou jusqu'à ce que les côtés deviennent bruns Laisser refroidir pendant environ 10 minutes, puis couper. Vous pouvez également le conserver dans le réfrigérateur avant de consommer.

Pancakes au babeurre

Ingrédients

- Une cuillère à café de levure chimique

- Une pincée de sel

- Une tasse de farine tout usage

- 1 œuf battu

- ½ cuillère à café de bicarbonate de soude

- Une cuillère à café de miel ou de sucre brut

- 1 ½ tasse de babeurre

- Une cuillère à soupe de beurre fondu

Instructions

1. Mélanger la poudre à lever, le sel, le bicarbonate de soude et la farine. Mélanger l'œuf avec le

babeurre puis ajouter à la farine. Mixer mélanger jusqu'à ce que le mélange devienne lisse.

2. Ajouter le beurre fondu et le sucre.

3. Prélever la pâte à frire à l'aide d'une louche puis faire frire sur une poêle à d'environ 190 degrés. Cela fera environ 10 crêpes.

4. Pour conserver et congeler : refroidir complètement après avoir cuisson. Tapisser une plaque de cuisson à l'aide d'un papier sulfurisé et placez-y les crêpes sans qu'elles se touchent. Ajouter une couche de papier sulfurisé puis des crêpes.

5. Mettre au réfrigérateur et congeler. Pour les servir, vous pouvez les faire chauffer au grille-pain, micro-ondes ou grill.

Saucisse de poulet avec râpé végétarien

Ingrédients

- 1 tasse de tomates broyées, en conserve

- ½ cuiller à thé d'assaisonnement à l'italienne

- ½ cuiller à thé d'ail en poudre

- ½ cuiller à thé d'oignon en poudre

- 1 tasse de pois cassés

- 400 g de courge jaune râpée

- ½ tasse d'oignon, tranché

- 200 g de saucisse de poulet cuit italien, coupés en tranches coupées en deux

- 1 cuillère à soupe de parmesan râpé

Instructions

1. Préchauffer votre four à 190°, puis pulvériser avec un aérosol anti-adhésif une plaque de cuisson couverte de papier d'aluminium.

2. Pendant ce temps, mélanger les assaisonnements et les tomates écrasées. Déposer le râpé de légumes, l'oignon et les pois cassés sur la plaque de cuisson. Poser dessus la saucisse de poulet et le mélange de tomates écrasées. Couvrir avec une feuille d'aluminium puis sceller les bords pour former un paquet.

3. Cuire au four pendant environ 20 minutes ou jusqu'à ce que les légumes soient tendres. Ouvrir le paquet et transférer ensuite dans des conteneurs si vous ne manger pas tout de suite.

Petit-déjeuner quesadillas

Ingrédients

- petits oignons rouges coupés en dés

- 2 cuillères à soupe d'huile d'olive

- demi-tasse de grains de maïs frais ou congelés

- ½ cuillère à café de cumin moulu

- ½ cuillère à café de sel

- Une gousse d'ail hachée

- ¼ cuillère à café de paprika (fumé)

- 8 gros œufs

- Une pincée de poivre noir

- Une cuillère à soupe de lait

- 10 grandes tortillas de maïs

- 1 boîte de haricots noirs (rincés et égouttés)

- ½ tasse de salsa (style trapu, ajouter 2 cuillères à soupe)

- 1 ½ tasse de fromage râpé (en fonction de vos préférences)

- yaourt grec, des tranches d'avocat, salsa (facultatif)

Instructions

1. Dans une poêle de grande taille, ajouter une cuillère à soupe d'huile d'olive à feu moyen. Ajouter les oignons et cuire tout en remuant de temps pendant environ 2 minutes. Ajouter le maïs, le cumin, ¼ cuillère à café de sel, l'ail et le paprika. Cuire pendant environ 3-4 minutes, puis transférer dans un bol. Réserver.

2. Fouetter ensemble le lait, les œufs et le reste du poivre et du sel. Placez la poêle à nouveau à feu

moyen. Ajouter la cuillère à soupe d'huile d'olive restante. Une fois chaude, ajouter le mélange d'œufs et cuire pendant environ 3 à 4 minutes en remuant de temps en temps jusqu'à ce qu'ils se brouillent. Retirer du feu.

3. Drainer l'eau en excès du bol de mélange de légumes s'il y en a. Ajoutez-les à la poêle avec les œufs. Ajouter les haricots noirs bien rincés. Assaisonner selon l'envie.

4. Placer une tortilla sur votre plan de travail, puis une cuillère d'environ 1/10 du mélange d'œufs sur la moitié de la tortilla, en veillant à laisser un petit espace pour permettre le pliage.

5. Finir avec du fromage et une cuillère à soupe de salsa puis rabattre la moitié vide au-dessus du remplissage. Cela devrait ressembler à un demi-

cercle. Répétez le même processus sur la tortilla restante.

6. Pour cuire, ajouter une petite quantité d'huile sur une poêle antiadhésive. Y placer la tortilla préparée et cuire environ 5 à 6 minutes jusqu'à ce que les deux côtés soient dorés et le fromage fondu. Répéter jusqu'à ce que tous les tortillas sont cuites.

7. Couper en triangles puis servir chaud. Cela fera 10 quesadillas.

8. Pour les repas préparés à l'avance : faites cuire les œufs et les légumes comme indiqué puis laisser refroidir. les assembler de la même manière, mais au lieu de les cuire, envelopper chacune des quesadilla dans un film. Pour éviter de les plier, placez-les dans un récipient plat. Mettre au congélateur jusqu'à raffermissement, puis

transférer dans un récipient hermétique, puis remettre au congélateur.

9. Une fois qu'elles sont prêtes à être consommées, retirer le film, réchauffer au micro-ondes pendant environ 2-3 minutes. Une autre façon de faire est de les dégeler d'abord, puis de les faire cuire à la poêle comme indiqué dans la recette.

Petit déjeuner Berry-Berry Blue Bars

Ingrédients

- 1 ½ tasse de flocons d'avoine pur à 100%

- ¾ tasses d'amandes (entières)

- ½ tasse de bleuets (séchés)

- ½ tasse de pistaches

- 1/3 tasse de graines de lin

- 1/3 de noix

- 1/3 tasse de pepitas

- ¼ tasse de graines de tournesol

- 1/3 tasse de miel pur (vous pouvez aussi utiliser du sirop d'érable)

- ¼ tasse de compote de pommes (sans sucre)

- 1 tasse de beurre d'amande

Instructions

1. Placer du papier sulfurisé dans un plat allant au four en laissant le papier pendre sur les bords.

2. Combiner flocons d'avoine, amandes, bleuets, pistaches, graines de lin, noix, pepitas et graines de tournesol dans un grand bol et mélanger.

3. Lentement, ajouter le miel et continuer à remuer légèrement. Ensuite, ajouter le beurre d'amande et mélanger bien.

4. Placer le mélange dans le moule doublé et presser fermement avec la paume de vos mains ou, si vous avez un mini-rouleau, vous pouvez l'utiliser aussi. Assurez-vous de travailler uniformément.

5. Congeler pendant environ une heure. Retirer du congélateur et soulever lentement le papier. Retirer délicatement le papier et couper en

tranches en diagonale en longues barres, il doit y en avoir au moins 8. Les couper en deux pour créer 16 barres. Placer-les dans un sac refermable et les mettre dans le congélateur.

6. Lorsque vous êtes pressé, prenez juste un morceau et le tour est joué ! 16 barres délicieuses.

Poulet et ail Lime Kebabs

Ingrédients

- ¼ tasse d'huile d'olive extra vierge

- 2 gousses d'ail hachées

- Une cuillère à café de poivre

- Une cuillère à café de sel

- 4 poitrines de poulet (désossées et coupées sans peau à 1 ½ pouce)

- 1-2 cuillères à café de Sriracha (si désiré)

- brochettes

Instructions

1. Mélanger le jus de citron vert, l'huile, poivre, sel, ail et Sriracha. Verser sur le poulet et le placer dans un sac refermable. Laisser mariner pendant environ 2-8 heures à l'intérieur du réfrigérateur.

2. Retirer le poulet et l'enfiler sur des brochettes.

3. Préchauffer le gril à feu moyen à élevé.

4. Faire cuire le poulet pendant environ 10 à 15 minutes. Tourner en temps en temps jusqu'à ce que le poulet soit bien cuit.

5. Pour stocker, placer le poulet cru dans le congélateur. Assurez-vous que votre sac refermable est au congélateur. Une fois prêt à cuire, décongeler d'abord. Pour 4.

Salade Taco Veggie

Ingrédients

Pour les feuilles de coriandre et vinaigrette lime

- Jus d'un citron vert

- ½ tasse de coriandre fraîche

- Une cuillère à soupe de vinaigre de cidre

- Une cuillère à café de miel

- Une pincée de sel

- ¼ tasse de yaourt grec (non gras et clair)

Pour la salade

- ½ tasse de haricots noirs

- ¼ concombre coupé en dés

- ¼ tasse de maïs

- 3 tasses de légumes verts

- Une pièce de dés de tomates roma

- ¼ tasse de poivron rouge en dés

- Une cuillère à soupe de cheddar (râpé)

- ¼ d'avocat coupé en dés

Instructions

1. Préparer la vinaigrette en mélangeant les ingrédients. Verser dans le fond de votre pot. Utilisez des bocaux à large ouverture.

2. Placer les ingrédients dans cet ordre : concombre, haricots noirs, puis la tomate, le maïs, puis le poivron rouge, mesclun, avocat et le fromage.

3. Fermer fermement avec le couvercle et placer au réfrigérateur. Peut être stocké pendant 5 jours.

Vous pouvez également choisir d'écraser quelques chips tortilla sur le dessus lorsque vous mangez.

Bâtonnets de poisson cuit

Ingrédients

- 1/3 tasse de huile d'olive

- 3 morceaux de gros œufs

- 3 tasses de chapelure

- Une cuillère à soupe d'assaisonnement pour fruits de mer

- 2 ½ livre de filets de tilapia (sans peau et coupée en bandes en 1 pouce)

- sel casher

- Ketchup et salade de chou pour servir

Instructions

1. Préchauffer votre four à 230 degrés. Sur un grand moule à pâtisserie, placer les miettes de pain ainsi que l'assaisonnement pour fruits de mer, une

demi-cuillère à café de sel et de l'huile. Toaster au four, en remuant une fois, pendant environ 5-7 minutes ou jusqu'à ce que le mélange devienne brun doré. Transférer dans un bol.

2. Pendant ce temps, battre les œufs avec une cuillère à soupe d'eau. Plonger le poisson dans les œufs et l'enduire avec les miettes de pain grillé. Secouer les miettes puis placer le poisson sur une plaque à pâtisserie recouverte de papier sulfurisé.

3. Cuire au four pendant environ 12-15 minutes ou jusqu'à ce qu'il devienne opaque et croustillant. Servir avec du ketchup ou de la salade de chou si vous le souhaitez.

4. Les bâtonnets de poisson peuvent être cuits, congelés et conservés pendant 3 mois. Congelez d'abord sur une plaque à pâtisserie jusqu'à ce qu'ils deviennent fermes. Mettre dans des sacs de

congélation et garder au réfrigérateur. Pour les servir, cuire encore congelés pendant environ 18-20 minutes. Donne 8 portions.

Légumes et bols de poulet grillé

Ingrédients

- 450 g de quinoa cuit

- 4 tasses d'asperges rôties hachées

- 4 tasses de chou-fleur (grillé)

- 4 tasses de bouquets de brocoli (torréfié)

- 450 g de riz brun cuit

Vous pouvez également remplacer les légumes par :

- 4 tasses de choux de Bruxelles (rôti)

- 4 tasses de haricots verts

Pour le poulet grillé

- Une cuillère à café de sel casher

- Une cuillère à café de cumin moulu

- ½ cuillère à café de sel d'ail

- ½ cuillère à café de paprika fumé

- ½ cuillère à café de poivre moulu

- 3-4 morceaux de blancs de poulet de taille moyenne

Instructions

1. Pour préparer le poulet : préchauffer votre gril. Mélanger le poivre, le sel, le paprika, le cumin et le sel d'ail dans un bol. Verser sur le poulet et placez-leavant de le mettre dans un sac refermable. Presser le jus de citron vert à l'intérieur et laisser mariner pendant environ 1 à 5 heures. Vous pouvez également griller immédiatement. Vaporiser un aérosol de cuisson sur le gril et faire cuire le poulet pendant 5 à 6 minutes de chaque côté ou jusqu'à ce que le poulet soit bien cuit.

Laisser reposer pendant environ 10 minutes. Émincer le poulet et verser un peu de jus de citron sur le poulet.

2. Pour préparer vos bols de légumes, choisir des conteneurs de la même taille. Mettre ¼ tasse de quinoa et le riz dans chacun des récipients. Ajouter dessus 1½ tasses de légumes grillés, puis ajouter à peu près ½ tasse de poulet en tranches. Conserver au réfrigérateur et réchauffer lorsque vous êtes prêt à manger. Vous pouvez ajouter un assaisonnement faible en gras, de la salsa ou une sauce. Donne 8 portions.

3. Faire rôtir vos légumes sur une grande plaque de cuisson. Arroser d'huile d'olive et assaisonner de poivre et sel. Cuire au four à 190° jusqu'à ce qu'ils deviennent tendres.

Poulet orange

Ingrédients

- Jus de 3 oranges

- 3 cuillères à soupe de matière grasse, de préférence de l'huile de noix de coco

- 1 cuillère à café de gingembre frais

- Zeste de 1 orange

- 1 cuillère à café de sauce chili à l'ail

- 3 cuillère à soupe de noix de coco

- 1 livre de poitrine de poulet, déjà coupée en petits morceaux

Instructions

1. Mélanger le zeste, le jus d'orange, la noix de coco, le gingembre et la sauce à l'ail dans une casserole

de taille moyenne. Laissez mijoter à feu doux pendant un certain temps.

2. Tout en laissant les premiers ingrédients venir à ébullition, faites chauffer 3 cuillères à soupe de graisse dans une casserole à feu moyen-élevé. Ajouter tous les morceaux de poulet et laisser cuire jusqu'à ce que la couleur devient brune et qu'une croûte se forme sur chaque morceau de poulet.

3. Vous pouvez maintenant ajouter le poulet à la braisière que vous avez préparé avant et remuer pour d'absorber l'orange de la sauce. Vous pouvez aussi le laisser refroidir (au moins pendant 30 minutes), puis le conserver dans le congélateur. Il suffit de réchauffer dans le four quand vous êtes prêt à manger. 4-6 personnes.

4.   Remarque : si vous n'êtes pas satisfait du goût d'orange, essayez d'ajouter plus de zeste jusqu'à atteindre la saveur désirée.

Burrito Bowl

Ingrédients

Pour le quinoa :

- 2 tasses d'eau

- ½ cuillerée à thé de sel

- 1 / 4 tasse de coriandre fraîche (hachée)

- Zeste et jus d'un citron vert

- Une tasse de quinoa

Pour le poulet

- 2 cuillères à café de sel de mer

- 2 morceaux de poulet de grande taille

- Une cuillère à soupe de beurre fondu ou d'huile de noix de coco

Autres ingrédients

- 2 morceaux de lard (si désiré)

- 3 patates douces (lavées et coupées en petits dés)

- Une cuillère à soupe de lard (vous pouvez également utiliser l'huile de noix de coco)

- ¾ tasse de fromage râpé

- 5 cuillères à soupe de yaourt grec (nature)

- 3 tasses de laitue hachée

- ½ tasse de coriandre fraîche

Instructions

1. Pour préparer le quinoa : mettre de l'eau, le sel et le quinoa dans une casserole et porter à ébullition. Cuire à couvert pendant environ 20 à 25 minutes ou jusqu'à ce qu'il devienne moelleux et tendre. Laisser refroidir et mettre de côté. Une fois refroidi, ajouter le jus de lime et le zeste puis ¼

tasse de coriandre. Bien mélanger. Assaisonner à votre goût.

2. Pour préparer le poulet : sécher la poitrine de poulet et assaisonner de chaque côté avec du sel. Faire griller le poulet environ 4 minutes de chaque côté ou jusqu'à ce qu'il devienne brun. Laisser refroidir et couper le poulet en petits morceaux. Réserver.

3. Faire cuire le lard jusqu'à ce qu'il croustille. Réserver l'huile et l'utiliser pour cuire les patates douces. Saisir et remuer tous les 3 à 5 minutes. Passer à feu doux et continuer la cuisson des patates douces jusqu'à ce qu'elles s'écrasent sous la fourchette. Laisser refroidir et mettre de côté.

4. Pour composer votre bol de burrito : une fois que tous les ingrédients sont refroidis, ajouter une cuillère à soupe de yaourt grec au fond du bocal.

Ajouter environ 2 cuillères à soupe de patates douces cuites. Puis 3 à 4 cuillères à soupe du mélange de quinoa et une dernière couche avec du fromage, un peu de lard émietté puis et enfin le poulet. Remplir avec la salade et garnir de coriandre fraîche hachée avant de fermer le couvercle. Peut faire au moins 5 pots de salade.

Boulettes de viande à congeler

Ingrédients

- 1 brin de romarin frais

- 2 gousses d'ail, hachées

- 1 branchette d'origan frais, hachée

- 3 brins de thym

- ½ petit oignon jaune, haché

- ¼ tasse persil plat, haché

- 2 œufs de taille moyenne

- ½ tasse de farine d'amande

- Poivre noir

- 1 cuillère à café de piment rouge en poudre

- ½ tasse de parmesan, déjà finement moulu

- ¼ tasse de crème, Note : ceci est facultatif.

- ¼ tasse de lard

- 1 livre de boeuf haché

Instructions

1. Dans un bol de taille moyenne, mélanger tous les ingrédients (sauf le lard). En utilisant vos mains, faire des boulettes de viande. Astuce : vous pouvez les faire de la taille que vous voulez, mais il vaut mieux leur garder une taille moyenne pour mieux les cuire.

2. À feu moyen à vif, faire chauffer la graisse de bacon dans une grande sauteuse et attendre jusqu'à ce qu'elle soit assez chaude. Vous pouvez alors ajouter les boulettes de viande et les faire frire pendant environ 7 minutes ou attendre jusqu'à ce que le fond soit brun.

3. Après la cuisson d'un côté, retourner les boulettes de. Attendre jusqu'à ce que ce côté soit aussi doré. Cela prendra environ 7 minutes. Mettre les boulettes de viande sur une plaque après la cuisson. Servir et dégustez ! Bien sûr, vous pouvez les autres refroidir et les congeler pour les manger un autre jour.

4. Couper une boulette de viande pour voir si elle est complètement cuite. Sinon, il suffit de baisser la chaleur et de continuer la cuisson quelques minutes. Il est aussi possible que vous ayez fait beaucoup de boulettes de viande et que vous ne puissiez pas les faire cuire toutes à la fois. L'astuce est de les faire cuire en lots, et de mettre les quantités préparées dans un four chaud pendant que l'autre lot est frit. Cette recette donne environ 30 boulettes de viande.

Fenouil et saucisse ragu

Ingrédients

- 6 gousses d'ail (hachées)

- 2 petits oignons blancs (dés)

- 2 petits bulbes de fenouil (dés)

- 2 boîtes de tomates en dés, avec le jus

- 1 petite boîte de purée de tomates en conserve

- Une livre de saucisse italienne chaude

- huile d'olive

- Une branche de romarin

- Sel et poivre au goût

- pâtes cuites (par portion)

- fromage parmesan râpé

Instructions

1. Émietter et faire sauter la saucisse dans l'huile d'olive dans une poêle profonde ou un faitout. Laisser brunir la saucisse pendant environ 10-15 minutes et continuer à remuer. Ne vous inquiétez pas si elle colle au fond de la casserole.

2. Ajouter les oignons coupés en dés, le fenouil et l'ail haché. Bien mélanger la saucisse avec les légumes. Baisser le feu et laisser cuire les légumes avec la saucisse pendant environ 15 minutes. Une fois que les légumes soient tendres, ajouter les tomates en conserve et la purée de tomate. Remuer et laisser mijoter à feu doux à moyen. Ajouter le sel, le poivre noir et le brin de romarin. Laisser mijoter à couvert. Enlever le couvercle après une heure et ajuster le goût selon votre goût.

3. Verser une bonne quantité de sauce Ragu sur vos pâtes cuites et saupoudrer de fromage et de fenouil. Vous pouvez réfrigérer cette sauce Ragu pendant environ 5 jours et la garder congelée pendant quelques mois. Donne environ 8 portions

Dîners congelés Sautés

Ingrédients

Pour la base du sauté :

- Une livre de cuisse de poulet (vous pouvez également utiliser d'autres protéines comme le tofu, le bœuf ou le porc)

- ½ tasse de riz brun ou blanc non cuit

- 2 gousses d'ail écrasée

- 1 poivron (haché)

- Une tasse de pois mange-tout (vous pouvez également utiliser d'autres légumes)

Pour la sauce

- 2 cuillères à soupe de xérès sec

- 2 cuillères à soupe de sauce de soja

- 2 cuillères à soupe d'eau (vous pouvez aussi utiliser du bouillon de légumes ou de poulet)

- Une cuillère à soupe de vinaigre (vin de riz)

- Une cuillère à café d'huile de sésame

- Une cuillère à café de fécule de maïs (si vous voulez avoir une sauce plus épaisse)

Instructions

1. Préparer le riz selon les instructions de l'emballage. Puis étaler le riz sur une plaque à pâtisserie et laisser refroidir. Mettre dans un récipient ou un sac congélateur. Réfrigérer et réserver.

2. Ajouter le poulet, la feuille de laurier et l'ail dans une casserole. Ajouter de l'eau, en vous assurant que le poulet est recouvert de quelques centimètres d'eau. Pocher et cuire le poulet sur feu

moyen à élevé. Porter à ébullition, baisser le feu puis couvrir la casserole et continuer à cuire pendant environ 10-13 minutes ou jusqu'à ce que le poulet soit bien cuit. Si vous utilisez du tofu, il n'a pas besoin d'être pré-cuit.

3. Une fois le poulet cuit, le couper en tranches uniformes et le déposer sur une plaque à pâtisserie recouverte de papier sulfurisé. Assurez-vous de laisser de la place pour les légumes.

4. Couper les légumes à la même taille que le poulet puis les placer à côté du poulet. Congeler le poulet et les légumes pendant environ 4 heures. Vous pouvez aussi le faire du jour au lendemain. Une fois congelés, les emballer dans des sacs de congélation et vider l'air autant que possible.

5. Préparer la sauce en fouettant tous les ingrédients. versez-les dans un sac de congélation et assurez-

vous que les sacs n'ont pas de fuites ou de trous.
Encore une fois, vider l'air autant que possible.

6. Emballer tous les ingrédients : le riz, la sauce, le
poulet et les légumes dans un grand sac de
congélation ou un conteneur. Étiqueter en
conséquence et sceller en vidant air. Se conserve
pendant 3 mois. Pour 2.

7. Pour chauffer votre repas sauté : décongeler la
sauce d'abord. Transférer le riz dans un récipient à
micro-ondes couvert de manière lâche et chauffer
pendant environ 2 minutes. Vous pouvez
également incorporer le riz pendant la cuisson du
poulet et des légumes.

8. Pendant ce temps, ajouter 2 cuillères à café d'huile
dans une casserole de grande taille. Ajouter le
poulet et cuire pendant environ 4-6 minutes.
Ajouter les légumes et faire cuire. Remuer de

temps jusqu'à ce qu'ils soient bien chauds et tendres mais encore croquants. Mélanger la sauce et faire sauter jusqu'à ce que la sauce épaississe. Servir sur du riz.

Mini Parfaits

Ingrédients

- 5 cuillères à café de miel (trèfle)

- 1 ¼ tasses de yogourt grec (vanille)

- 1 ¼ tasses de petits fruits surgelés

- 5 cuillères à soupe ou plus de votre mélange de granola préféré

- bocaux

Instructions

1. Diviser également tous les ingrédients entre 5 bocaux. Placez les fruits d'abord sur le fond puis le miel, le mélange de céréales et finir avec le yogourt. Couvrir avec le couvercle et conserver au réfrigérateur. Cela peut durer environ 3-5 jours.

Collation santé

Ingrédients

- carottes

- raisin rouge

- fraises

- Fromage à râper

- Pommes

- Mélange de noix de votre choix

Instructions

1. Placer tous les ingrédients dans différents emballages. Pour garder les petits fruits frais, les rincer à l'eau avec un peu de vinaigre, 1 partie de vinaigre (de cidre ou blanc) et dix parties d'eau. Ensuite, placer dans un paquet congélateur. Conserver au réfrigérateur jusqu'au moment de

consommer. La quantité de ces collation dépendra de combien vous voulez préparer et combien de temps vous voulez qu'il dure.

Bols de poulet au sésame

Ingrédients

- 350 g d'asperges, parées

- 1 tasse de graines de sésame

- ½ cuiller à thé d'ail en poudre

- 2 tasses de quinoa cuit

- 3 poivrons cloches, coupés en bandes

- 1 livre de blancs de poulet

- 3 cuillerées à soupe d'huile d'olive

- Poivre et sel pour la dégustation

- piment rouge en poudre, option

Instructions

1. Chauffer une cuillère à café d'huile, y cuire le poivron pendant environ 3 à 4 minutes. Mettre de côté.

2. Cuire les asperges dans la même poêle, assaisonner avec le poivre, l'ail en poudre et le sel. Faire cuire pendant environ 5 minutes ou jusqu'à tendreté. Mettre de côté.

3. Pendant ce temps, passer les morceaux de poulet dans un mélange de poivre, sel, ail en poudre et huile. Tapisser avec les graines de sésame.

4. Dans la même poêle, rajouter de l'huile si nécessaire puis cuire le poulet environ 4 à 5 minutes sur chacun des côtés.

5. Dresser les aliments dans des récipients séparés en divisant le quinoa puis ajouter le poulet, les asperges et le poivron à côté. Conserver au réfrigérateur pendant environ quatre jours.

Poulet Chipotle Chili

Ingrédients

- 4 gousses d'ail haché

- 2 livres de poitrine de poulet (sans os et sans peau)

- 2 cuillerées à soupe d'huile d'olive

- 1 bouteille de bière

- Une boîte de tomates en dés

- 1 boîte de haricots noirs

- 1 boîte de haricots

- 1 cuillère à soupe de cumin moulu

- 3 piments chipotle hachés (sauce adobo)

- 1 cuillère à soupe de chili en poudre

- ¼ tasse de Masa Harina

- 1 jus de citron vert

- Coriandre et quartiers de lime pour servir

- cheddar, râpé

- Crème aigre

Instructions

1. Faire sauter l'ail et les oignons. Faire cuire jusqu'à tendreté. Ajouter le poulet puis cuire jusqu'à ce qu'il brunisse légèrement. Ajouter les trois quarts de la bière et réserver le reste. Faire réduire.

2. Ajouter chipotle, piment en poudre, tomates, sel et cumin. Mélanger. Couvrir et laisser cuire pendant environ une heure.

3. Pendant ce temps, mélanger le harina masa avec le reste de la bière puis remuer jusqu'à ce qu'il fasse une pâte. Ajouter le piment puis le jus de citron.

Cuire pendant 10 minutes ou jusqu'à ce que la sauce devienne épaisse. Servir avec la coriandre fraîche, le fromage, la crème aigre et le citron vert.

Chips de courgettes au four

Ingrédients

- Une grosse courgette

- sel casher

- 2 cuillères à soupe de sel

Instructions

1. Préchauffer votre four à 100 degrés.

2. Préparer 2 plaques de cuisson.

3. Couper la courgette en tranches d'environ 4 à 5 centimètres d'épaisseur. Placer sur des serviettes en papier et éponger l'excès de liquide pour cuire les courgettes plus vite.

4. Placer les sur la plaque de cuisson. Ne pas en mettre trop. Badigeonner chaque tranche avec de

l'huile puis assaisonner avec un peu de sel. Éviter de trop assaisonner.

5. Cuire au four pendant environ 2 heures ou plus ou jusqu'à ce qu'elles soient croustillantes et non détrempées. Laisser refroidir. Ensuite, garder dans des récipients étanches à l'air pendant 3 jours seulement.

Pêche Melba au Gruau

Ingrédients

- 1/3 tasse de lait écrémé

- 1 cuillère à café de graines de chia, séchées

- ¼ tasse de flocons d'avoine non cuits

- ¼ tasse de yaourt grec, non gras

- 2 cuillerées à soupe de confiture de framboise

- ¼ cuiller à thé d'extrait de vanille

- ¼ tasse de pêches hachées

Instructions

1. Dans un bocal fermé par un couvercle, mettre le lait, le yaourt, l'avoine, l'extrait de vanille, la confiture et les graines de chia. Fermer avec le couvercle et bien agiter. Ouvrir, puis ajouter les pêches. Encore bien mélanger.

117

2. Couvrir à nouveau puis réfrigérer pendant la nuit ou jusqu'à ce que ce soit prêt à consommer. Servir frais. Se conserve 3 jours.

Barres Petit-déjeuner Quinoa

Ingrédients

- 1 ½ tasses de quinoa cuit

- ½ tasse de noix hachées

- 1 tasse de farine de blé entier

- 1 cuillère à café de cannelle

- 2 cuillerées à soupe de graines de chia

- 1 cuillère à café de bicarbonate de soude

- 2/3 tasses de beurre d'arachide

- 2 œufs

- ½ tasse de miel

- 1 cuillère à café de vanille

- 1/3 tasse de pépites de chocolat (facultatif)

- 1/3 tasse de raisins

- 2/3 tasse de compote de pommes

Instructions

1. Mélanger le quinoa, la vanille, la compote de pommes, le beurre, les œufs et le miel dans un bol. Bien mélanger. Ajouter les autres ingrédients puis bien mélanger.

2. Verser le mélange sur une plaque beurrée puis fait cuire au four pendant environ 20 minutes à 190°.

3. Laisser refroidir puis couper en barres. Conserver au réfrigérateur jusqu'au moment de manger.

Biscuits aux brisures Bacon Choco

Ingrédients

- 2 tasses de farine d'amande

- ¼ cuiller à thé de sel

- ¼ cuillère à café de bicarbonate de soude

- 6 cuillères à soupe d'huile de noix de coco fondue

- 4 cuillères à soupe de miel

- 2 cuillères à thé d'extrait de vanille

- 2 cuillères à soupe de lait de coco

- 4-6 cuillères à soupe de lardons (cuits)

- ½ tasse de pépites de chocolat

Instructions

1. Préchauffer votre four à 180 degrés.

2. Pendant ce temps, à l'aide d'un papier sulfurisé, recouvrir la plaque à biscuits.

3. Mélanger la farine d'amande, le sel et le bicarbonate de soude. Mélanger bien à l'aide d'une fourchette.

4. Dans un bol, mélanger tous les ingrédients humides. Assurez-vous que l'huile de noix de coco est fondue.

5. Mélanger les ingrédients secs et humides et incorporer doucement les lardons. Ne pas trop remuer. Votre mélange à biscuits est prêt.

6. Former de petites boules avec vos mains et placez-les sur la plaque à biscuits. Cuire au four pendant environ 8-10 minutes ou jusqu'à ce qu'il devienne brun sur le dessus. Conserver au réfrigérateur ou un contenant hermétique jusqu'au moment de les manger.

Barre Noix et Granola

Ingrédients

- 1 tasse de noix (brut)

- 1 ½ tasses d'amandes (cru)

- 1 tasse de graines de citrouille (brutes ou germées)

- ½ tasse de mélange de sésame et de graines de lin

- 1 tasse de noix de coco râpée (sans sucre)

- 1 cuillère à café de cannelle

- 2 cuillères à soupe d'eau

- 3 cuillères à soupe d'huile de noix de coco

- 1 cuillère à thé d'extrait de vanille

- ½ cuillère à café de cannelle

- ½ cuillère à café de sel casher

- 1 œuf (légèrement battu)

Instructions

1. Préchauffer votre four à 150 degrés.

2. Recouvrir votre plaque de cuisson à l'aide d'un papier sulfurisé.

3. Placez les noix, les amandes et les graines de citrouille dans un mixer ou un robot culinaire. Mixer plusieurs fois jusqu'à ce que le mélange soit finement haché. Ne pas hacher trop finement.

4. Dans un grand bol, battre le blanc d'œuf avec de l'eau jusqu'à ce qu'il devienne un peu mousseux. Ajouter l'extrait de vanille, le sel et la cannelle et bien mélanger au fouet.

5. Verser dans les noix hachées et les graines ainsi que la noix de coco râpée. Bien mélanger.

6. Étendre le mélange uniformément sur la plaque de cuisson. Cuire au four pendant environ 40 minutes ou jusqu'à ce qu'il devienne croustillant et brun doré. Remuer deux fois.

7. Retirer du four et laisser refroidir pendant environ 10 minutes. En utilisant une spatule, gratter le

muesli et libérer de grands morceaux. Une fois refroidi, le stocker dans un plastique refermable ou un bocal en verre étanche à l'air.

8. Servir saupoudré de yogourt, de noix de coco avec des fruits, ou ajouter des fruits secs.

Jicama en Frites épicées

Ingrédients :

- Un gros morceau de Jicama (râpé)
- 2 cuillères à soupe d'huile d'olive pour brunir
- Une pincée de sel
- 1 cuillère à soupe d'oignon en poudre
- 2 cuillères à soupe de poivre de Cayenne
- 2 cuillères à soupe de chili en poudre

Instructions

1. Préchauffer votre four à 200 degrés.

2. Placez vos nouilles de Jicama sur une plaque de cuisson et les couper en petits morceaux.

3. Arrosez d'huile d'olive et remuer légèrement pour enrober uniformément les nouilles.

4. Assaisonner les nouilles Jicama avec le sel, le poivre de Cayenne, l'oignon en poudre et le piment en poudre. Encore une fois les remuer

légèrement pour que les épices et condiments soient également répartis. Assurez-vous de ne pas mettre trop de nouilles pour leur éviter de coller.

5. Cuire au four pendant 15 minutes puis retourner, cuire à nouveau pendant 10 à minutes ou jusqu'à votre croustillance préférée.

6. Conserver dans un contenant hermétique jusqu'à 3 jours.

Petit-déjeuner Porridge

Ingrédients

- ½ tasse de riz sauvage ou rouge

- ½ tasse d'avoine

- ¼ tasse de faro ou d'orge perlée

- ½ tasse de céréales ou de farine de blé

- Un morceau de peau d'orange (coupé en tranches de 5 cm)

- 1 morceau de bâton de cannelle

- 1-2 cuillères à soupe de sucre brun

- ¼ cuillerée à thé de sel

- ¼ tasse de fruits secs (choisir vos fruits préférés)

- 5 tasses d'eau

- noix hachées, du lait ou du sirop d'érable pour servir (facultatif)

Instructions

1. 12 heures avant de servir, vous pouvez préparer ce plat pour le petit déjeuner. Placez le riz, l'orge, la farine et l'avoine dans la mijoteuse. Mélanger avec le bâton de cannelle, le sel, le sucre, 5 tasses d'eau et le zeste d'orange. Ajouter également les fruits secs de votre choix.

2. Régler la mijoteuse sur le cycle bouillie, ainsi ce sera cuit et préparé quand vous vous réveillerez. Si vous n'avez de cycle bouillie, faire cuire pendant environ une heure et réchauffer dans la matinée.

3. Servir avec du sirop ou du lait, garnir de noix si vous préférez.

Poulet cuit au four avec patates douces

Ingrédients

- 6 gousses d'ail coupées en dés

- 2 cuillerées à soupe d'huile d'olive

- 1 grosse patate douce, coupée

- 2 tasses de carottes, hachées

- 1 ½ tasse d'oignons en dés

- 1 livre de poitrine de poulet, coupée en morceaux

- 1 livre de brocoli

- 1 cuillère à café de romarin

- ½ tasse de parmesan

Instructions

1. Préchauffer votre four à 190°.

2.   Utiliser un grand plateau de cuisson, y placer l'ail, l'huile d'olive, la patate douce, l'oignon, les carottes, le poulet, ainsi que le romarin. Assaisonner avec une bonne quantité de sel et de poivre, puis cuire au four pendant environ 30 à 40 minutes ou jusqu'à ce que le poulet soit bien cuit et les légumes aussi.

3.   Ajouter le brocoli puis le parmesan. Placer dans des contenants individuels.

Nouilles de poire avec Parfait au yogourt

Ingrédients

- yaourt grec (saveur de votre choix)

- 2 morceaux de poires moyennes

- ¾ tasse de fruits coupés en dés (mélange de fraises, de bananes, et myrtilles)

- 1 bol de votre granola préféré

Instructions

1. Répartir les fruits coupés en dés dans 3 pots. Ajouter le yaourt puis verser 1/3 tasse de granola dans chaque pot.

2. Recouvrir le granola avec les nouilles de poire. Réfrigérer si vous ne consommez pas tout de suite.

Petit-déjeuner Casserole

Ingrédients

- Un sac de 1 kg de pommes de terre rissolées (congelé)

- 1 livre de bacon

- Un petit oignon coupé en dés

- 200 g de fromage de cheddar (râpé)

- ½ cuillerée de poivron en dés (rouge)

- ½ cuillerée de poivron en dés (vert)

- 12 œufs

- 1 tasse de lait

Instructions

1. Couper le bacon en petits morceaux et faites bien cuire. Drainer l'excès de graisse.

2. Ajouter un demi-sac de pommes de terre rissolées au fond de la mijoteuse puis la moitié du bacon

cuit, la moitié de l'oignon, des poivrons rouges et verts et du fromage râpé.

3. Placer le reste des pommes de terre rissolées sur le dessus, puis le lard restant, les oignons, le fromage et les poivrons rouges et verts.

4. Pendant ce temps, casser 12 œufs dans un bol et fouetter avec le lait. Verser ce mélange dans la mijoteuse et ajouter le poivre et le sel.

5. Faire cuire le mélange pendant 4 heures à basse température.

Soupe facile aux pois

Ingrédients

*   ½ tasse de persil frais (haché, ajouter 8-10 tiges)

*   4 branches de thym

*   1 livre de pois cassés (rincés)

*   1 gros poireau (utilisez seulement la partie vert clair et blanche, coupé en deux et en fines tranches)

*   2 branches de céleri haché

*   2 morceaux de carottes (hachés)

*   Sel et poivre

*   Une patte de dinde fumé (environ 500 g)

*   ¼ tasse de yogourt nature (non gras)

*   ½ tasse de pois congelés (décongelés)

*   pain pour servir (facultatif)

Instructions

1. Lier le thym avec les tiges de persil en utilisant de la ficelle de cuisine. Placer dans la mijoteuse.

144

Ajouter le poireau, les pois cassés, les carottes, le céleri, une cuillère à café de sel et une demi-cuillère à café de poivre. Bien mélanger. Ajouter la patte de dinde plus 7 tasses d'eau puis couvrir.

2. Cuire à feu doux pendant environ 6-8 heures ou jusqu'à ce que les pois et la dinde soient tendres. Jeter les os et la peau de la dinde et les herbes puis déchiqueter la viande.

3. Mixer vigoureusement la soupe pour briser les pois et rendre la soupe plus lisse. Vous pouvez ajouter de l'eau si elle est trop épaisse pour votre goût.

4. Ajouter environ ¾ de la dinde sur la soupe. Mettre de côté quelques morceaux de viande pour la décoration. Ajouter le persil haché et assaisonner avec le sel et le poivre.

1. Verser la soupe dans des bols. Garnir avec les petits pois décongelés et la viande. Servir avec du pain si vous voulez. Pour 1 personne.

147

Salade de courgettes avec vinaigrette aux épinards et à l'avocat

Ingrédients

- ½ tasse de crevettes décortiquées

- 1 ½ tasses de courgettes râpées

- ½ tasse de poivron rouge, haché

- ½ tasse de céleri, tranché

- ½ tasse de tomates cerise

- 2 cuillères à soupe d'olives, en option

- ¼ tasse de féta, en option

Pour la sauce

- ½ d'avocat

- ½ tasse d'épinards

- 2 cuillerées à soupe de yaourt grec

- 2 cuillerées à soupe de huile d'olive

- Jus d'un citron

- Poivre et sel pour la dégustation

Instructions

1. Mélanger tous les ingrédients de la vinaigrette à l'aide du mélangeur. Verser au fond du pot.

2. Ajouter le céleri d'abord, puis poivrons, crevettes, fromage, tomates, feta et olives - dans cet ordre.

3. Enfin, mettre les courgettes. Couvrir et réfrigérer.

4. Lorsque vous êtes prêt à manger, bien secouer le bocal et verser sur une assiette.

Salade Quinoa

Ingrédients

- 4 tasses d'eau

- 2 tasses de quinoa

- ½ tasse de huile d'olive (huile d'olive extra vierge)

- 2 cuillerées à soupe de poudre de curry

- ¼ tasse de vinaigre de cidre

- 2 petites gousses d'ail hachées

- 1 concombre en dés

- 1 citron, jus et zeste

- 2 poivrons rouges en dés

- 2 pommes vertes coupées en dés

- ¼ tasse de feuilles de basilic finement hachées

- Sel pour la dégustation

Instructions

1. Rincer le quinoa, ajouter ensuite la poudre de curry, l'eau et le sel dans une grande casserole. Couvrir puis porter à ébullition. Réduire le feu et laisser mijoter pendant environ 18 minutes. Retirer du feu puis laisser reposer pendant 5 minutes.

2. Pendant ce temps, mélanger l'huile d'olive, le sel, le zeste de citron et le jus, le vinaigre et l'ail. Fouetter jusqu'à consistance homogène. Ajouter les pommes, les poivrons et le concombre puis ajouter le quinoa chaud et bien mélanger. Laisser reposer pendant un certain temps jusqu'à ce que le liquide et les saveurs soient bien absorbés.

3.	Ajouter le basilic puis couvrir. Refroidir et mettre dans une assiette ou un bol lorsque vous êtes prêt à manger. Pour environ 6-8.

Poulet en sauce cuisson lente

Ingrédients

- 4-5 livres de poulet entier

- 2 cuillères à soupe de beurre clarifié

- 2 oignons de taille moyenne (haché)

- 6 gousses d'ail pelées

- 1 cuillère à café de concentré de tomate

- ¼ tasse de bouillon de poulet

- ¼ tasse de vin blanc

- Votre assaisonnement favori

- sel casher

- poivre frais moulu

Instructions

1. Préparer et hacher tous vos légumes.

2. En utilisant une poêle en fonte de grande taille, faire fondre le beurre sur feu moyen à élevé. Sauter

l'ail et les oignons. Ajouter la purée de tomate. Cuire pendant environ 8-10 minutes et assaisonner les légumes avec le poivre et le sel.

3.   Lorsque tous les légumes sont légèrement brunis, déglacer avec le vin blanc et tout transférer dans votre mijoteuse.

4.   Pendant ce temps, assaisonner votre poulet avec du poivre, du sel et votre assaisonnement préféré. Assaisonner l'intérieur et l'extérieur. Placer le poulet à l'intérieur du four, la poitrine vers le bas. Cuire à feu doux pendant environ 4-6 heures.

5.   Une fois la cuisson terminée, retirer le poulet et laisser reposer pendant environ 20 minutes.

6.   Verser l'excès de graisse au-dessus des légumes à l'intérieur de la mijoteuse. Utiliser un mixer à immersion ou à main, jusqu'à ce que le mélange se transforme en une sauce appétissante. Rectifier l'assaisonnement selon vos préférences.

7. Découper le poulet sur les assiettes de service et mettre la sauce dans un petit bol.

Pudding Chia, gingembre et pamplemousse

Ingrédients

Pour le pudding

- 6 à 7 cuillères à soupe de graines de chia

- 1 cuillère à café de gingembre râpé

- ½ tasse de lait de coco en boîte

- 1 ½ tasses de lait (non sucré)

- 1 cuillère à thé d'extrait de vanille

- 1 à 3 cc de sirop d'érable

Pour la garniture

- ¼ tasse de flocons de noix de coco grillée, non sucrés

- 2 pamplemousses, coupés en quartiers

Instructions

1. Dans un bol, mélanger tous les ingrédients pour le pudding. Couvrir et laisser au réfrigérateur pendant environ 2 heures jusqu'à ce qu'il devienne épais. Vanner ou fouetter de temps en temps. Si le dessert semble encore liquide au bout de 2 heures, ajouter les graines de chia, seulement 1 cuillère à soupe, laisser reposer pendant une heure jusqu'à ce qu'il atteigne la même texture que le pudding.

2. Servir en portions individuelles et garnir de noix de coco et de pamplemousse. Donne environ 2 portions.

Courgettes avec maïs et tomates

Ingrédients

- 4 courgettes moyennes râpées

- 2 épis de maïs doux (grains retirés de l'épi)

- 500 g de tomates cerise coupées en deux

- ½ tasse de feuilles de basilic

- ½ tasse de parmesan

Pour la sauce

- ¼ tasse d'huile d'olive

- ¼ tasse d'huile de pépins de raisin ou de toute huile légère

- ¼ tasse de vinaigre de champagne

- ¼ cuiller à thé de sucre

- ½ cuiller à thé de sel casher

- Une gousse d'ail écrasé

Instructions

1. Mélanger le maïs, les tomates et les courgettes dans un bol. Mettre de côté.

2. Pendant ce temps, ajouter tous les ingrédients de la vinaigrette dans un pot et bien mélanger. Verser le mélange de courgettes au-dessus puis placer au réfrigérateur. Lorsque vous êtes prêt à manger, bien mélanger.

3. Disposer sur une assiette puis ajouter le fromage et le basilic. Servir.

Lasagnes végétariennes

Ingrédients

- 1 pot de sauce marinara

- 1 boîte de tomates en dés en conserve

- 1 paquet de lasagnes

- 500 g de ricotta en partie écrémé

- 250 g de mozzarella (haché)

- 250 g d'épinards surgelés (décongelés, hachés et pressés à sec)

- 1 tasse de miettes de légumes (congelés)

Instructions

1. Dans un bol de taille moyenne, mélanger les tomates avec leur jus et la sauce marinara.

2. Pendant ce temps, à l'aide d'un aérosol de cuisson anti-adhésive, pulvériser le fond de la mijoteuse.

Verser une tasse de mélange de sauce tomate sur le fond.

3.   Disposer ¼ des nouilles sur la sauce. Casser les lasagnes pour couvrir une grande partie de la sauce.

4.   Ajouter ¾ tasse de sauce sur les lasagnes puis une demi-tasse de ricotta et une demi-tasse de mozzarella. Étendre la moitié des épinards au-dessus du fromage.

5.   Répéter le même processus, avec deux couches de lasagnes. Dans la couche intermédiaire, remplacer les épinards par les légumes congelés. Terminer par le reste des nouilles avec la sauce restante et le fromage.

6.   Couvrir et laisser cuire environ 2 ½ - 3 heures à basse température ou pendant 1 ½ - 2 heures plus chaud, vous pouvez vérifier si les nouilles soient déjà tendres

Coquetiers et Veggie

Ingrédients

- 1 poivron rouge haché

- 4 oignons verts hachés, utilisant les deux parties blanches et vertes

- 8 œufs

- 1 cuillère à soupe d'huile d'olive

- 1 poivron orange, haché

- Poivre et sel pour la dégustation

Instructions

1. Préchauffer votre four à environ 180 degrés.

2. Faire chauffer l'huile d'olive dans une grande poêle. Ajouter les poivrons, le sel et l'oignon vert. Sauter jusqu'à ce que les légumes soient tendres, environ 5 à 7 minutes. Retirer et laisser refroidir.

3. Fouetter ensemble les œufs et le sel. Ajouter les légumes sautés puis bien mélanger. Placer le mélange dans des moules à muffins graissés.

4. Cuire au four pendant environ 20 minutes ou jusqu'à ce qu'ils gonflent.

5. Retirer du four puis laisser refroidir. Servir, ou conserver au réfrigérateur dans un récipient fermé pendant environ 4 jours. Donne environ 12 tasses d'œufs et de légumes.

Granola Pacanes, canneberges et orange

Ingrédients

- ¼ tasse de jus d'orange

- 1 ½ tasses de céréales Rice Krispies

- 1 cuillère à café de zeste d'orange

- 1 ½ tasses d'avoine à l'ancienne

- ½ cuillère d'huile

- 1 blanc d'œuf légèrement battu

- 2 cuillerées à soupe de sirop d'érable

- 2 cuillerées à soupe de pacanes hachées

- 3 cuillères à soupe de canneberges séchées

Instructions

1. Préchauffer votre four à 180 degrés, puis passer une plaque à pâtisserie carré avec un enduit antiadhésif.

2. Combiner l'avoine avec les Rice Krispies dans un grand bol. Dans un autre bol, fouetter jus d'orange, huile, blanc d'œuf, sirop d'érable et zeste d'orange. Verser dans les céréales puis mélanger avec la spatule.

3. Étendre sur la plaque de cuisson et cuire au four pendant environ 40 à 45 minutes dans le four. Remuer le mélange toutes les 15 minutes ou jusqu'à ce qu'il devienne croustillant et doré. Assurez-vous de remuer le granola pour éviter qu'il brûle. Laisser refroidir environ 5 minutes puis ajouter les pacanes et les canneberges. Conserver dans un récipient.

Lait cajou à la vanille

Ingrédients

- 3 tasses d'eau

- 3 dates Medjool dénoyautées

- 1 tasse de noix de cajou brutes

- Pincée de sel, en option

- 1 cuillère à thé d'extrait de vanille

Instructions

1. Broyer les noix de cajou à l'aide d'un mixer jusqu'à ce qu'elles se transforme en poudre, environ 30 secondes. Ne pas trop mélanger sinon elles vont se transformer en beurre de noix de cajou.

2. Ajouter des dates dénoyautées, l'eau et l'extrait de vanille ainsi que le sel de mer. Mélanger à nouveau

jusqu'à ce que le mélange devienne, environ 30 secondes.

3.   Stocker au réfrigérateur dans un récipient scellé hermétiquement. Se conserve environ 5 jours.

Smoothie Énergisant Superfood

Ingrédients

- ½ avocat

- 1 tasse d'eau de noix de coco

- ½ tasse de chou frisé

- ½ tasse de fruits tropicaux (papaye, mangue, ananas ou un mélange)

- ½ tasse d'épinards

- 1/3 tasse de yogourt grec

- 2 cuillères à soupe de baies de Goji

- 2 cuillères à soupe de canneberges (séchées)

- 1 cuillère à café d'huile de noix de coco

- 1 cuillère à café de maca

- 1 cuillère à soupe de noix de coco râpée

- 1 cuillère à café de poudre de germes de blé

- Édulcorants (ceci est facultatif, sinon utiliser miel, stévia ou sirop d'érable)

Instructions

Placer tous les ingrédients dans votre mixeur. Mélanger jusqu'à consistance lisse. Verser dans un verre et déguster!

Banane aux épinards et aux fraises

Ingrédients

- 2 tasses de pousses d'épinards

- 1 grande banane

- Une tasse d'eau

- 4 grosses fraises en tranches

Instructions

Placer tous les ingrédients dans votre mixeur. Mélanger jusqu'à consistance lisse. Verser dans un verre et déguster!

Smoothie Kiwi et Banane

Ingrédients

- ½ tasse d'eau

- 1 banane moyenne (fraîche ou congelée)

- Une tasse de pousses d'épinards

- 2 morceaux de kiwi (coupés en deux et pelés)

- Sel de mer

- ½ à soupe d'huile de noix de coco

- Une cuillère à soupe de graines de lin ou de graines de chia

- Une cuillère à soupe de flocons de noix de coco ou des écailles

- Les édulcorants comme le sirop d'érable, le miel ou stevia (si désiré)

Instructions

Placer tous les ingrédients dans votre mixeur. Mélanger jusqu'à consistance lisse. Verser dans un verre et déguster!

Smoothie Banana Superfood

Ingrédients

- 1 banane moyenne (fraîche ou congelée)

- Une tasse d'épinards

- 1 ½ tasses de lait d'amande

- ½ tasse de fraises (congelées ou fraîches)

- 2 cuillères à soupe de yaourt grec

- ½ tasse de morceaux de mangue (congelée ou fraîche)

- Une cuillère à soupe d'huile de noix de coco

- Une cuillère à soupe de gelée royale

- Une cuillère à soupe de germes ou graines de chia

- Une tasse de chou frisé

- 1 cuillère à soupe de gélatine (vous pouvez également utiliser de la protéine en poudre)

- 1 cuillère à soupe de graines de chanvre

- Toute autre superaliments que vous avez (en option)

Instructions

Placer tous les ingrédients dans votre mixeur. Mélanger jusqu'à consistance lisse. Verser dans un verre et déguster!

Smoothie Orange et carotte

Ingrédients

- 2 clémentines épluchées

- 4 morceaux de carottes râpées (soit environ 2 tasses)

- 2/3 tasse de yogourt grec (vanille)

- Une tasse de romaine (hachée)

- ½ tasse de glaçons

Instructions

Placer tous les ingrédients dans votre mixeur. Mélanger jusqu'à consistance lisse. Verser dans un verre et déguster!

Smoothie Fruité Puissance

Ingrédients

- 2 tasses de pastèque (en cubes sans la peau ni les pépins)

- 1 ½ tasses de fraises congelées (non sucrées)

- 1 ½ tasse de chou-fleur de petite taille (fleurettes seulement)

- 1 pot de yogourt grec (aromatisé à la fraise)

- 2 cuillères à soupe de confiture de fraises (si désiré)

Instructions

1. Dans une casserole petite taille cuire le chou-fleur pendant environ 10 minutes ou jusqu'à ce qu'il devienne très tendre. Egoutter puis rincer à l'eau froide.

2.   Placer le chou-fleur cuit, les fraises, le yogourt, la pastèque et les fraises dans votre mixeur. Mélanger jusqu'à consistance lisse. Verser dans un verre et déguster!

CONCLUSION

Vous avez fini de lire ce livre. J'espère que vous avez beaucoup appris et, finalement, pris l'habitude de préparer vos repas. Vous voyez comme c'est simple ? Prenez votre temps et n'ayez pas peur de commencer. Rappelez-vous que vous n'avez pas à préparer tout cela. Si vous êtes un débutant, ce serait une tâche écrasante pour vous. Essayez juste de préparer des bons repas seulement pour un jour ou deux. Ne sautez pas tout de suite à la préparation de repas pour toute une semaine. Une fois que vous serez à l'aise avec le processus, tout sera facile.

Un autre conseil est d'abord de suivre les recettes, surtout si vous n'êtes pas familier avec certains des ingrédients et des procédures. Cela vous aidera à vous prendre confiance en vous habituant à préparer des repas. Il suffit de se concentrer sur la préparation des repas à l'avance. Faites de ce livre un guide pour vous habituer à cuisiner. Profitez-en et faites participer les membres de votre famille et surtout vos enfants. Cela vous aidera à apprendre les bases à un âge tendre et à leur apprendre à manger sainement.

Enfin, donnez-vous un certain temps pour vous habituer à ce processus. Rappelez-vous, rien ne s'apprend du jour au lendemain. Il y aura des incidents et d'erreurs, mais au fil du temps, vous apprendrez de vos erreurs. Ne vous découragez pas. Remarquez que la cuisine vise à rendre plus facile pour vous et à votre famille la préparation d'un repas sain tous les jours, sans que ce soit stressant pour vous. Il suffit donc de ne pas se mettre martel en tête. Je suis convaincu que vous serez en mesure de réussir ce voyage.

Encore une fois, je vous remercie et vous souhaite de nombreux repas sains et heureux !

UN DERNIER MOT

Merci encore d'avoir acheté ce livre !

J'espère vraiment que ce livre est en mesure de vous aider.

La prochaine étape est pour vous **de vous inscrire à notre bulletin électronique** pour recevoir des mises à jour sur les nouvelles versions de livres ou les promotions à venir. Vous pouvez vous inscrire gratuitement et en prime, vous recevrez également nos « 7 erreurs de remise en forme, vous ne savez pas que vous faites »! Ce livre bonus dénonce les plus courantes erreurs de conditionnement physique et démystifie beaucoup la complexité de la science de la remise en forme. Toutes ces connaissances sur la remise en forme organisées dans un livre étape par étape vont vous aider à démarrer dans la bonne direction votre voyage de remise en forme ! Pour vous joindre à notre bulletin électronique gratuit et recevoir votre livre gratuit, s'il vous plaît visitez le lien et inscription : **www.hmwpublishing.com/gift**

Enfin, si vous avez aimé ce livre, je voudrais vous demander une faveur, seriez-vous assez aimable pour laisser un commentaire pour ce livre ? Ce serait vivement apprécié !

Merci et bonne chance dans votre voyage !

A propos du co-auteur

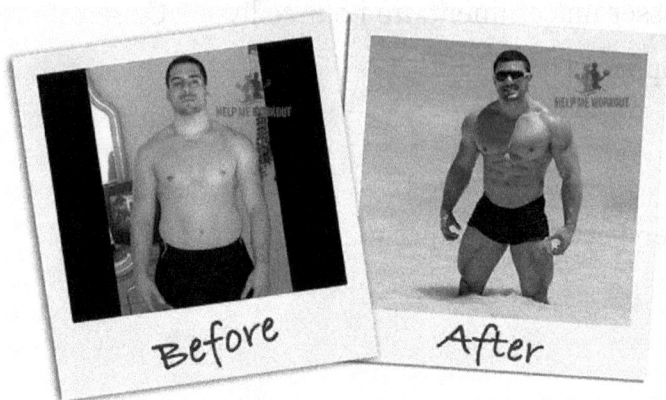

Mon nom est George Kaplo; Je suis un entraîneur personnel certifié de Montréal, Canada. Je vais commencer par dire que je ne suis pas le plus grand gars que vous ayez jamais rencontré et cela n'a jamais vraiment été mon objectif. En fait, j'ai commencé à travailler pour surmonter ma très grande insécurité quand j'étais plus jeune, qui était mon manque de confiance en soi. Cela était dû à ma taille 1,68 m seulement, qui m'a empêché de tenter quoi que ce soit de ce que je voulais réaliser dans la vie. Vous pouvez connaître des défis en ce moment, ou vous voulez tout simplement vous mettre en forme, je connais ça parfaitement.

Personnellement, je me suis toujours intéressé au monde de la santé et de la remise en forme et je voulais gagner du muscle à cause des nombreuses brimades subies dans mon adolescence sur ma taille et mon surpoids. Je me suis dit que je ne pouvais rien faire pour ma taille, mais que je pouvais faire quelque chose pour l'aspect de mon corps. Ce fut le début de mon voyage de transformation. Je ne savais pas par où commencer, mais je me suis lancé. Je me sentais inquiet et j'avais parfois peur que d'autres personnes se moquent de moi si je faisais les exercices dans le mauvais sens. J'ai toujours souhaité d'avoir un ami à côté de moi, assez bien informé pour me aider à démarrer et « à me montrer les ficelles. »

Après beaucoup de travail, d'études et d'innombrables essais et erreurs, certaines personnes ont commencé à remarquer que je me transformais et que je commençais à avoir un vif intérêt pour le sujet. Cela a conduit beaucoup d'amis et de nouveaux visages à venir me voir et me demander des conseils de remise en forme. Au début, il semblait étrange quand les gens me demandent de les aider à se mettre en forme. Mais ils ont commencé à voir des changements dans leur propre corps et m'ont dit que c'était la première fois qu'ils voyaient des résultats concrets ! A partir de là, davantage de gens se sont mis à venir à moi, et cela m'a fait prendre conscience que d'avoir tant lu et étudié dans ce domaine m'a aidé, mais m'a aussi permis d'aider les autres. Je suis maintenant un entraîneur personnel entièrement certifié et j'ai formé de nombreux clients à ce jour qui ont obtenu des résultats étonnants.

Aujourd'hui, mon frère Alex Kaplo (lui aussi entraîneur personnel certifié) et moi possèdent et exploitent cette maison d'édition, où nous invitons auteurs passionnés et experts à écrire sur la santé et la remise en forme. Nous organisons également un site de remise en forme en ligne « HelpMeWorkout.com » et j'aimerais vous inviter à visiter le site Web à la page suivante et à vous inscrire à notre newsletter e-mail (vous obtiendrez même un livre gratuit). Last but not least, si vous êtes dans la position que j'ai connue et que vous voulez quelques conseils, n'hésitez pas à demander ... Je serai là pour vous aider !

Votre ami et entraîneur,

George Kaplo

Entraîneur personnel certifié

Télécharger un autre livre gratuitement

Je tiens à vous remercier d'avoir acheté ce livre et vous offre un autre livre (tout aussi long et précieux que ce livre), « Erreurs de santé et de remise en forme que vous ne savez que vous faites », totalement gratuit.

Visitez le lien ci-dessous pour vous inscrire et recevoir :
www.hmwpublishing.com/gift

Dans ce livre, je dénonce les erreurs de santé et de remise en forme les plus courantes, celles que vous commettez probablement en ce moment, et je vais vous révéler comment facilement obtenir la meilleure forme de votre vie !

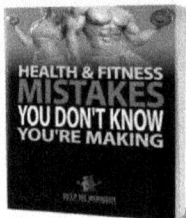

En plus de ce cadeau précieux, vous aurez aussi l'occasion d'obtenir nos nouveaux livres gratuitement, recevoir des cadeaux, et des e-mails d'autres précieux de moi. Encore une fois, visitez le lien pour vous inscrire : www.hmwpublishing.com/gift

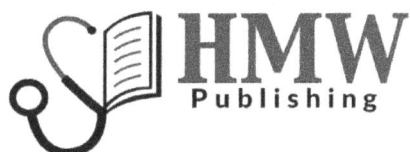

Pour plus de livres visiter:

HMWPublishing.com

www.ingramcontent.com/pod-product-compliance
Lightning Source LLC
Chambersburg PA
CBHW060321030426
42336CB00011B/1152